GUIDA ALLA GRAVIDANZA

Per i papà per la prima volta

Navigare nella nuova paternità:
il tuo compagno essenziale
durante la gravidanza

Sandra Morgan

SOMMARIO

INTRODUZIONE

Guida alla gravidanza per papà alle prime armi
Diventare padre per la prima volta è un'esperienza
esaltante, piena di eccitazione, anticipazione e
forse un tocco di nervosismo. Mentre il tuo partner
intraprende l'incredibile viaggio della gravidanza,
anche tu stai per intraprendere un viaggio di
trasformazione, che modellerà la tua vita in modi
profondi. Mentre gran parte dell'attenzione durante
la gravidanza ricade naturalmente sulla futura
mamma, il ruolo del padre è altrettanto cruciale.
Come papà per la prima volta, il tuo sostegno,
comprensione e coinvolgimento possono fare la
differenza nell'esperienza di gravidanza del tuo
partner.

Capire la gravidanza
Prima di approfondire i dettagli su come sostenere
la tua partner durante la gravidanza, è essenziale
acquisire una comprensione di base di ciò che sta
attraversando. La gravidanza è un processo
biologico complesso che dura circa 40 settimane,
suddiviso in tre trimestri. Ogni trimestre porta con
sé una serie di cambiamenti fisici ed emotivi sia per
la madre che per il bambino.

Durante il primo trimestre, il tuo partner potrebbe
avvertire sintomi come nausea mattutina,
affaticamento e sbalzi d'umore mentre il suo corpo
si adatta ai cambiamenti ormonali. Il secondo

trimestre viene spesso definito la "fase della luna di miele" della gravidanza, caratterizzata dalla riduzione dei sintomi e dall'inizio della percezione dei movimenti del bambino. Il terzo trimestre porta con sé le proprie sfide, tra cui un aumento del disagio, dell'istinto di nidificazione e dell'attesa per l'arrivo del bambino.

Il tuo ruolo di partner di supporto
Come papà per la prima volta, il tuo ruolo di partner di supporto è inestimabile. La tua presenza, rassicurazione e coinvolgimento possono contribuire notevolmente al benessere del tuo partner durante tutto il percorso della gravidanza. Ecco alcuni modi essenziali in cui puoi sostenerla:

1. Informati
Prenditi il tempo per informarti sulla gravidanza, il parto e la cura dei neonati. Comprendere il processo non solo ti aiuterà a sostenere meglio il tuo partner, ma anche ad alleviare qualsiasi ansia che potresti avere riguardo al diventare padre.

2. Partecipa agli appuntamenti prenatali
Accompagna il tuo partner agli appuntamenti prenatali quando possibile. Ciò non solo rafforzerà il vostro legame di coppia, ma vi consentirà anche di essere attivamente coinvolti nel percorso sanitario del vostro bambino.

3. Sii empatico

La gravidanza può essere fisicamente ed emotivamente impegnativa per il tuo partner. Sii empatico, paziente e comprensivo nei suoi bisogni e offri il tuo sostegno in ogni modo possibile.

4. Partecipa

Partecipate all'esperienza della gravidanza partecipando ai processi decisionali, all'allestimento dell'asilo nido e frequentando insieme i corsi di educazione al parto. Il tuo coinvolgimento attivo farà sentire il tuo partner supportato e apprezzato.

5. Prenditi cura di te stesso

Sebbene sostenere il tuo partner sia fondamentale, non dimenticare di prenderti cura anche di te stesso. Mantieni uno stile di vita sano, comunica apertamente al tuo partner i tuoi sentimenti e, se necessario, cerca il sostegno di amici, familiari o terapista.

Diventare padre per la prima volta è un viaggio straordinario pieno di gioia, aspettativa e responsabilità. Comprendendo le complessità della gravidanza e sostenendo attivamente il tuo partner in ogni fase del percorso, puoi rafforzare il tuo legame di coppia e prepararti all'arrivo del tuo piccolo con fiducia ed entusiasmo. Abbraccia il viaggio che ti aspetta con il cuore aperto e la volontà di imparare, crescere e apprezzare ogni momento di questa straordinaria esperienza.

Perché questo libro è per te

Questo libro, "Guida alla gravidanza per papà alle prime armi", è stato realizzato appositamente pensando a te perché riconosce il ruolo unico e fondamentale che svolgi come padre alle prime armi durante questo viaggio di trasformazione. Ecco perché questo libro è pensato su misura per soddisfare le tue esigenze:

Guida completa: come papà per la prima volta, potresti sentirti sopraffatto dalla prospettiva di sostenere il tuo partner durante la gravidanza. Questa guida fornisce informazioni complete su ogni aspetto della gravidanza, del parto e dell'assistenza neonatale, fornendoti la conoscenza e la sicurezza necessarie per affrontare questo viaggio insieme al tuo partner.

Consigli pratici: dalla partecipazione agli appuntamenti prenatali all'allestimento dell'asilo nido, questo libro offre consigli pratici su come partecipare attivamente all'esperienza della gravidanza. Fornisce passaggi e suggerimenti attuabili per aiutarti a supportare il tuo partner in modo efficace ed essere un padre coinvolto fin dall'inizio.

Supporto emotivo: la gravidanza può essere una montagna russa di emozioni sia per te che per il tuo partner. Questo libro riconosce le sfide emotive che potresti dover affrontare come papà per la prima volta e offre una guida empatica su come affrontare questi sentimenti. Che tu provi ansia, eccitazione o incertezza, questo libro fornisce rassicurazione e comprensione.

Prospettiva inclusiva: mentre la gravidanza è spesso descritta esclusivamente come un'esperienza della madre, questo libro sottolinea l'importanza del tuo ruolo di padre. Celebra il legame tra te e il tuo partner come partner alla pari in questo viaggio e incoraggia il tuo coinvolgimento attivo in ogni fase del percorso.

Preparazione alla genitorialità: oltre la gravidanza, questo libro ti prepara per la transizione alla genitorialità. Copre argomenti come la cura dei neonati, l'adattamento alla vita con un bambino e il mantenimento di una relazione sana con il partner dopo il parto. Fornendoti le competenze e le conoscenze necessarie, questo libro ti prepara al successo come nuovo genitore.

Incoraggiamento e ispirazione: diventare padre per la prima volta è un'occasione importante e questo libro celebra le gioie e le meraviglie della paternità. Offre incoraggiamento, ispirazione e aneddoti di papà alle prime armi nella vita reale, ricordandoti che non sei solo in questo viaggio e che la paternità è un'esperienza profondamente gratificante.

Nel complesso, la "Guida alla gravidanza per papà alle prime armi" è una risorsa completa, pratica ed empatica progettata per supportarti durante una delle transizioni più significative della tua vita. Che tu ti senta eccitato, nervoso o una via di mezzo, questo libro è qui per guidarti con calore, comprensione e consigli di esperti in ogni fase del percorso.

Cosa aspettarsi dalla gravidanza e dalla genitorialità

Aspettare un bambino è un viaggio straordinario pieno di anticipazione, eccitazione e una moltitudine di cambiamenti, sia anticipati che inaspettati. Capire cosa aspettarsi dalla gravidanza e dalla genitorialità può aiutarti ad affrontare questa esperienza di trasformazione con sicurezza e prontezza.

Gravidanza:

Cambiamenti fisici:
Primo trimestre: il tuo partner potrebbe avvertire sintomi come nausea mattutina, affaticamento e sbalzi d'umore mentre il suo corpo si adatta ai cambiamenti ormonali.
Secondo trimestre: spesso considerata la "fase della luna di miele", i sintomi possono diminuire e il tuo partner può iniziare a sentire i movimenti del bambino.

Terzo trimestre: il corpo del tuo partner subisce
cambiamenti significativi man mano che il bambino
cresce, portando ad un aumento del disagio,
dell'istinto di nidificazione e dell'anticipazione per
l'arrivo del bambino.

Montagne russe emotive:

Gli ormoni della gravidanza possono causare sbalzi
d'umore e fluttuazioni emotive sia per te che per il
tuo partner. È essenziale comunicare apertamente
e sostenersi a vicenda durante questi cambiamenti.

Assistenza prenatale:

Gli appuntamenti prenatali regolari sono
fondamentali per monitorare la salute sia del tuo
partner che del bambino. Questi appuntamenti
includono controlli, ecografie e discussioni sui piani
di nascita e sulle scelte genitoriali.

Aggiustamenti dello stile di vita:

Potrebbe essere necessario adattare il tuo stile di
vita per accogliere la gravidanza del tuo partner,
compresi cambiamenti nella dieta, evitare
determinate attività o sostanze e creare un
ambiente favorevole a casa.

Genitorialità:

Privazione del sonno:

I neonati richiedono alimentazione e cure frequenti,
il che porta a disturbi del sonno per entrambi i
genitori. Aspettatevi di essere privati del sonno nei
primi mesi di genitorialità.

Curva di apprendimento:

La genitorialità comporta una curva di
apprendimento ripida mentre si affronta
l'allattamento, il cambio dei pannolini, le tecniche

calmanti e la comprensione dei segnali del bambino. Sii paziente con te stesso e con gli altri mentre ti adatti ai tuoi nuovi ruoli.

Montagne russe emotive:

Essere genitori porta con sé una serie di emozioni, dall'amore travolgente e dalla gioia ai momenti di dubbio, preoccupazione ed esaurimento. È normale provare un mix di emozioni mentre ti leghi al tuo bambino e ti adatti alla nuova vita.

Sistema di supporto:

Costruire un sistema di supporto composto da familiari, amici e operatori sanitari può fornire assistenza e guida inestimabili durante il percorso verso la genitorialità. Non esitare a chiedere supporto agli altri quando necessario.

Incollaggio e connessione:

La genitorialità offre innumerevoli opportunità di legame e connessione con il tuo bambino. Che si tratti di nutrire, coccolare o giocare, custodisci questi momenti e coltiva il tuo rapporto con tuo figlio.

Crescita e sviluppo:

La genitorialità è un viaggio di crescita e sviluppo continui, sia per te come genitore che per tuo figlio. Abbraccia le sfide e le gioie di ogni fase dello sviluppo di tuo figlio, dall'infanzia fino all'infanzia e oltre.

In sintesi, la gravidanza e la genitorialità sono esperienze profonde piene di cambiamenti, sfide e momenti di gioia senza pari. Comprendendo cosa aspettarti e abbracciando il viaggio con il cuore aperto e la volontà di imparare, crescere e adattarsi, puoi affrontare questo straordinario capitolo della vita con fiducia e grazia.

Come supportare il tuo partner e te stesso

Sostenere il tuo partner e te stesso durante la gravidanza e la genitorialità è essenziale per mantenere il benessere fisico ed emotivo, rafforzare la tua relazione e coltivare un ambiente positivo per la tua famiglia in crescita. Ecco alcuni modi elaborati per fornire supporto:

Supportare il tuo partner:

1. Supporto emotivo:
Sii presente: ascolta attentamente le preoccupazioni, le paure e le gioie del tuo partner. Offri empatia, comprensione e convalida delle sue esperienze.
Incoraggia la comunicazione aperta: crea uno spazio sicuro in cui il tuo partner possa esprimere apertamente le sue emozioni senza timore di giudizio.
Affermazione e incoraggiamento: offri parole di affermazione e incoraggiamento per aumentare la sua fiducia e rassicurarla del tuo amore e sostegno.

2. Supporto pratico:
Aiuta con le attività quotidiane: aiuta con le faccende domestiche, cucinando e facendo

commissioni per alleviare il carico fisico del tuo
partner.

Partecipa agli appuntamenti prenatali: accompagna
il tuo partner agli appuntamenti prenatali quando
possibile per mostrare il tuo coinvolgimento e
sostegno.

Ricerca e istruisci te stesso: prendi l'iniziativa per
conoscere la gravidanza, il parto e l'assistenza ai
neonati per supportare meglio il tuo partner durante
questo viaggio.

3. Supporto fisico:

Fornire comfort fisico: offri massaggi, assisti con gli
allungamenti e fornisci cuscini o cuscini per il
comfort del tuo partner, soprattutto durante le fasi
successive della gravidanza.

Sii flessibile e paziente: comprendi che i bisogni e i
limiti fisici del tuo partner possono cambiare
durante la gravidanza. Adattarsi e accogliere
secondo necessità.

4. Incoraggiare la cura di sé:

Dai priorità al riposo: incoraggia il tuo partner a
riposarsi e a fare delle pause quando necessario.
Offriti di assumersi ulteriori responsabilità per
concederle il tempo di rilassarsi.

Promuovi abitudini sane: aiuta il tuo partner a
mantenere una dieta equilibrata, a rimanere
idratato e a impegnarsi in esercizi delicati adatti alla
gravidanza.

Pianifica attività rilassanti: programma attività ricreative o sessioni di coccole per aiutare il tuo partner a rilassarsi e ridurre lo stress.

Sostenere te stesso:

1. Cura di sé:
Dai priorità alle tue esigenze: prenditi del tempo per attività di cura di te stesso che ringiovaniscono e riempiono la tua energia, che si tratti di fare esercizio, leggere o trascorrere del tempo con gli amici.
Cerca supporto: non esitare ad appoggiarti alla tua rete di supporto di amici, familiari o gruppi di supporto per ricevere guida e incoraggiamento.
Pratica la gestione dello stress: implementa tecniche di riduzione dello stress come la respirazione profonda, la meditazione o la consapevolezza per gestire le sfide della gravidanza e della genitorialità.

2. Mantenere la comunicazione:
Esprimi i tuoi sentimenti: condividi i tuoi pensieri, preoccupazioni e aspirazioni con il tuo partner in modo aperto e onesto. La comunicazione è la chiave per rafforzare la vostra relazione e affrontare insieme la genitorialità.
Affronta tempestivamente le preoccupazioni: se ti senti sopraffatto o ansioso, affronta le tue preoccupazioni con il tuo partner e cerca un supporto professionale se necessario.

3. Legame con il tuo bambino:
Partecipa alle attività di gravidanza: frequenta corsi
di educazione al parto, leggi libri sulla genitorialità e
partecipa ad attività di legame come parlare o
cantare con il tuo pancione.
Preparati per la genitorialità: assumi un ruolo attivo
nella preparazione all'arrivo del tuo bambino
allestendo la cameretta, assemblando gli attrezzi
per bambini e partecipando alle discussioni
genitoriali con il tuo partner.

4. Coltiva la tua relazione:
Trova tempo l'uno per l'altro: dai priorità al tempo di
qualità insieme in coppia, che si tratti di
appuntamenti serali, passeggiate o semplici
momenti di connessione.
Esprimi apprezzamento: mostra gratitudine per il
sostegno e gli sforzi del tuo partner ed esprimi
regolarmente il tuo amore e il tuo apprezzamento.
Dando priorità al sostegno sia per il tuo partner che
per te stesso, puoi creare un ambiente nutriente e
amorevole che favorisce la crescita reciproca, la
resilienza e la gioia mentre intraprendi insieme il
viaggio della gravidanza e della genitorialità.

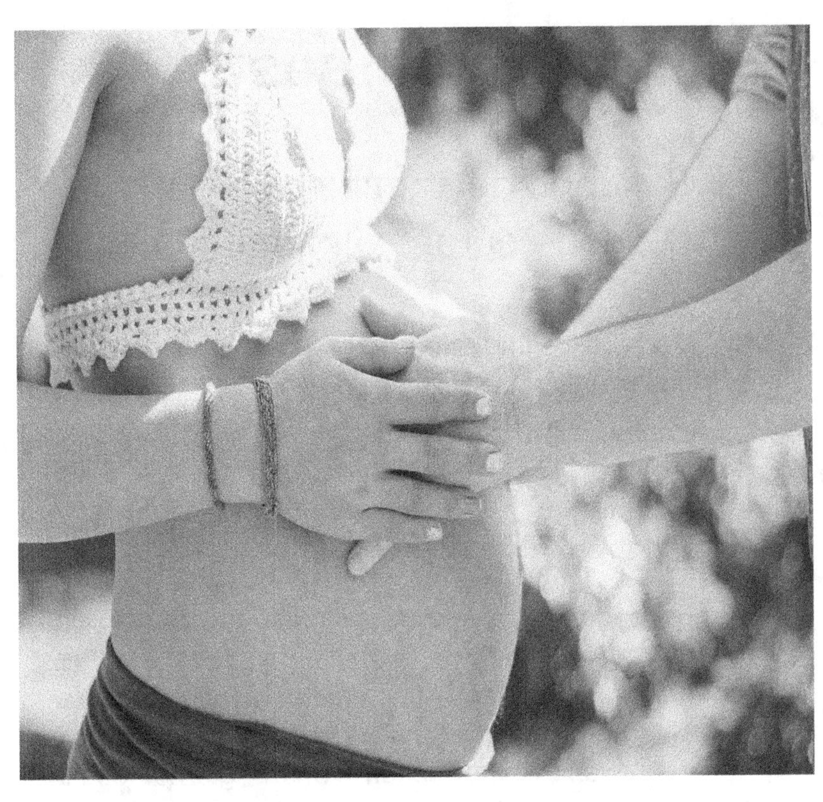

Il primo trimestre

Sviluppo del bambino: cosa succede durante il primo trimestre[1]

Durante il primo trimestre di gravidanza, che va dalla settimana 1 alla settimana 12, si verificano sviluppi notevoli quando l'ovulo fecondato si trasforma in una forma umana riconoscibile. Ecco una panoramica completa di ciò che accade durante questo periodo cruciale:

Fecondazione e impianto: il primo trimestre inizia con la fecondazione, dove lo sperma penetra nell'ovulo, formando uno zigote. Mentre viaggia lungo le tube di Falloppio verso l'utero, lo zigote si divide rapidamente. Intorno al 6-7° giorno dopo la fecondazione, l'embrione si impianta nel rivestimento uterino, dando inizio alla gravidanza.

Formazione dell'embrione: entro la fine del primo mese, l'embrione ha sviluppato tre strati distinti: l'ectoderma, l'endoderma e il mesoderma, che alla fine daranno origine a tutti gli organi e i tessuti del corpo.

Organogenesi: durante le settimane dalla 4 all'8, avviene l'organogenesi, dove iniziano a formarsi gli organi e le strutture principali. Durante questo periodo il tubo neurale, che alla fine si sviluppa nel cervello e nel midollo spinale, si chiude. Il cuore inizia a battere e spesso può essere rilevato tramite ultrasuoni intorno alla sesta settimana. Emergono i germogli degli arti e i lineamenti del viso iniziano a prendere forma.

Sviluppo dei sistemi corporei: entro la settimana 12, le strutture di base dei sistemi respiratorio, digestivo e circolatorio sono a posto, sebbene non siano ancora completamente funzionali. Durante questo periodo si sviluppa anche la placenta, un organo vitale per lo scambio di nutrienti tra madre e feto.

Cambiamenti materni: insieme allo sviluppo fetale, durante il primo trimestre si verificano cambiamenti significativi nel corpo della madre. I cambiamenti ormonali possono portare a sintomi come nausea mattutina, affaticamento, tensione mammaria e sbalzi d'umore. L'utero si espande per accogliere l'embrione in crescita, provocando sensazioni di crampi e stiramento.

Conferma di gravidanza: durante il primo trimestre, molte donne confermano la loro gravidanza attraverso test di gravidanza domiciliari o test clinici che rilevano la gonadotropina corionica umana (hCG), un ormone prodotto dalla placenta.

Rischio di aborto spontaneo: sfortunatamente, il primo trimestre comporta anche il rischio più elevato di aborto spontaneo, soprattutto durante le prime settimane quando lo sviluppo del feto è più vulnerabile. Anomalie genetiche o problemi di sviluppo possono talvolta portare all'aborto spontaneo.

Assistenza prenatale: l'assistenza prenatale è fondamentale durante il primo trimestre per monitorare la salute sia della madre che del feto in via di sviluppo. Ciò include controlli regolari con operatori sanitari, vitamine prenatali e test di screening per malattie genetiche o altre complicazioni.

Nel complesso, il primo trimestre pone le basi per l'intera gravidanza, con sviluppi rapidi e intricati che si verificano man mano che l'embrione si trasforma in un feto. Sebbene sia un periodo di eccitazione e attesa per i genitori in attesa, richiede anche vigilanza e cura per garantire un risultato sano sia per la madre che per il bambino.

Sintomi della gravidanza: cosa potrebbe sperimentare il tuo partner e come aiutarti

Durante la gravidanza, i partner spesso sperimentano una serie di sintomi fisici ed emotivi insieme alla futura mamma. Comprendere questi sintomi e fornire supporto può rafforzare il legame tra i partner e rendere più gestibile il viaggio della gravidanza. Ecco una panoramica completa:

Nausea mattutina: nausea e vomito, comunemente definiti nausea mattutina, possono colpire i partner proprio come le persone incinte. Offri supporto preparando spuntini leggeri, accompagnandoli agli appuntamenti e aiutandoli nelle faccende domestiche quando non si sentono bene.

Affaticamento: l'affaticamento legato alla gravidanza può essere opprimente, rendendo difficile per i partner mantenere i loro consueti livelli di energia. Incoraggia il riposo, assisti nei compiti e sii comprensivo se hanno bisogno di fare delle pause o modificare le loro attività.

Sbalzi d'umore: le fluttuazioni ormonali durante la gravidanza possono portare a sbalzi d'umore e sensibilità emotiva. Pratica la pazienza, l'ascolto attivo e fornisci rassicurazione durante i periodi di emozioni intense. Incoraggia una comunicazione aperta e sii disposto a discutere eventuali preoccupazioni o paure che potrebbero avere.

Avversioni e voglie alimentari: i partner possono anche sperimentare cambiamenti nel loro appetito, comprese avversioni e voglie alimentari. Sii flessibile con la pianificazione dei pasti, soddisfa le loro preferenze dietetiche e sostieni le loro voglie, anche se sembrano insolite.

Cambiamenti corporei: la gravidanza può causare cambiamenti fisici nei partner, come aumento di peso, tensione mammaria e cambiamenti della pelle. Offri complimenti e rassicurazioni sul loro aspetto e incoraggiali a dare priorità alle attività di cura di sé come esercizi delicati e routine di cura della pelle.

Ansia e stress: è comune che i partner provino ansia e stress riguardo alla gravidanza, al parto e alla genitorialità. Ascoltare attivamente, fornire supporto emotivo e offrirsi di accompagnarli agli appuntamenti prenatali o ai corsi sul parto per alleviare le loro preoccupazioni.

Disturbi del sonno: il disagio, i frequenti viaggi in bagno e i cambiamenti ormonali possono disturbare il sonno durante la gravidanza anche per i partner. Aiuta a creare un ambiente confortevole per il sonno, offri massaggi o massaggi alla schiena e incoraggia tecniche di rilassamento come la respirazione profonda o la meditazione prima di andare a dormire.

Disagi fisici: i partner possono anche sperimentare disagi fisici come mal di schiena, mal di testa e stitichezza. Offri assistenza nelle faccende domestiche, incoraggia esercizi delicati o stretching e suggerisci rimedi alternativi come bagni caldi o massaggi prenatali.

Legame con il bambino: incoraggiare i partner a partecipare ad attività che promuovono il legame con il bambino, come parlare o cantare al pancione, sentire i movimenti fetali e frequentare insieme lezioni prenatali. Coinvolgeteli nei processi decisionali riguardanti l'asilo nido, l'abbigliamento e le filosofie genitoriali del bambino.

Cercare supporto: ricorda ai partner che va bene cercare supporto da amici, familiari o gruppi di supporto se si sentono sopraffatti o ansiosi per la gravidanza. Incoraggia la comunicazione aperta e assicura loro che i loro sentimenti sono validi e normali.

Comprendendo e affrontando i sintomi e le sfide che i partner possono affrontare durante la gravidanza, puoi fornire un supporto inestimabile e rafforzare la tua relazione mentre percorri insieme questo viaggio di trasformazione.

Cambiamenti nello stile di vita: come prepararsi per una gravidanza sana

Prepararsi per una gravidanza sana implica apportare cambiamenti nello stile di vita che supportino sia il benessere della madre che lo sviluppo di un bambino sano. Ecco una guida completa per aiutarti a prepararti per una gravidanza sana:

Controllo sanitario preconcezionale: prima del concepimento, è essenziale che entrambi i partner si sottopongano a un controllo sanitario preconcezionale. Ciò include discussioni con gli operatori sanitari sull'anamnesi, sui farmaci attuali, sulle vaccinazioni e su eventuali condizioni preesistenti che potrebbero avere un impatto sulla gravidanza.

Nutrizione: una dieta equilibrata ricca di frutta, verdura, cereali integrali, proteine magre e grassi sani è fondamentale per entrambi i partner. Dai la priorità agli alimenti ricchi di acido folico, ferro, calcio e altri nutrienti essenziali. Considerare l'assunzione di vitamine prenatali contenenti acido folico prima del concepimento e durante la gravidanza per ridurre il rischio di difetti del tubo neurale.

Mantenere un peso sano: puntare a un peso sano prima di concepire, poiché essere sottopeso o sovrappeso può aumentare il rischio di complicazioni della gravidanza. Incorpora un esercizio fisico regolare nella tua routine, come camminare, nuotare o fare yoga prenatale, per sostenere la salute e il benessere generale.

Evitare sostanze nocive: eliminare o ridurre l'esposizione a sostanze nocive come alcol,

tabacco e droghe ricreative, poiché possono avere
un impatto negativo sulla fertilità e aumentare il
rischio di difetti alla nascita e complicazioni della
gravidanza.

Gestisci lo stress: pratica tecniche di riduzione dello
stress come consapevolezza, meditazione, esercizi
di respirazione profonda o yoga per promuovere il
benessere emotivo e ridurre gli effetti negativi dello
stress sulla fertilità e sulla gravidanza.

Limitare l'assunzione di caffeina: un consumo
moderato di caffeina è generalmente considerato
sicuro durante la gravidanza, ma un'assunzione
eccessiva dovrebbe essere evitata. Limita
l'assunzione di caffeina a 200-300 milligrammi al
giorno, equivalenti a circa una tazza di caffè da 12
once.

Dormire adeguatamente: dai la priorità al sonno
sufficiente ogni notte, puntando a 7-9 ore di riposo
di qualità. Crea un ambiente di sonno confortevole,
stabilisci una routine rilassante prima di andare a
dormire e affronta eventuali disturbi del sonno o
disagi che potrebbero verificarsi durante la
gravidanza.

Rimani idratato: per supportare le funzioni corporee
ottimali, bere molta acqua durante il giorno. Evitate
le bevande zuccherate e l'eccessivo consumo di
caffeina, optando invece per acqua, tisane e succhi
di frutta fresca.

Pratica il sesso sicuro: se stai cercando di concepire, mantieni una relazione sessuale sana con il tuo partner e pratica il sesso sicuro per prevenire le infezioni a trasmissione sessuale (IST) che possono influenzare la fertilità e gli esiti della gravidanza.

Cerca assistenza prenatale: programma una visita preconcezionale con un operatore sanitario per discutere i tuoi piani per la gravidanza e ricevere una guida personalizzata su come ottimizzare la tua salute e la tua fertilità. Una volta incinta, partecipa regolarmente agli appuntamenti prenatali per monitorare i progressi della gravidanza e affrontare eventuali dubbi o complicazioni che potrebbero sorgere.

Adottando questi cambiamenti nello stile di vita e dando priorità alla salute e al benessere prima e durante la gravidanza, puoi aumentare la probabilità di un concepimento, una gravidanza e un parto sani, ponendo le basi per il benessere tuo e del tuo bambino.

Papà per la prima volta: consigli e suggerimenti[2]

Per i papà alle prime armi, il viaggio verso la paternità può essere sia esaltante che scoraggiante. Ecco alcuni suggerimenti e trucchi completi per aiutarti a affrontare questo nuovo ruolo con sicurezza e supporto:

Informati: scopri la gravidanza, il parto e la cura dei neonati. Partecipa a corsi prenatali con il tuo partner, leggi libri e chiedi consiglio a padri esperti o operatori sanitari per capire meglio cosa aspettarti durante ogni fase della gravidanza e oltre.

Sii di supporto: la gravidanza può essere fisicamente ed emotivamente impegnativa per il tuo partner. Sii solidale e attento ai suoi bisogni, offrendole aiuto nelle faccende domestiche, accompagnandolo agli appuntamenti e fornendole rassicurazione emotiva durante i periodi di stress o incertezza.

Comunicare apertamente: una comunicazione aperta e onesta è la chiave per costruire una solida base per la vostra relazione di genitori. Discuti le tue aspettative, paure e speranze per la genitorialità e sii disposto a scendere a compromessi e risolvere i problemi insieme come una squadra.

Prenditi cura di te stesso: dai priorità al tuo benessere fisico e mentale per essere il miglior sistema di supporto per il tuo partner e il tuo bambino. Trova il tempo per attività di cura di te stesso come esercizio fisico, hobby e socializzazione con gli amici per ricaricarti e mantenere un sano equilibrio nella tua vita.

Legami con il tuo bambino: inizia a legare con il tuo bambino anche prima della nascita parlando, cantando e leggendo fino al pancione. Partecipa agli appuntamenti prenatali, senti i movimenti del feto e partecipa ad attività come assemblare la cameretta del bambino o scegliere i nomi dei bambini per approfondire la tua connessione.

Prepararsi al travaglio e al parto: familiarizza con il processo del travaglio e del parto, comprese le diverse tecniche di parto, le opzioni di gestione del dolore e il tuo ruolo di partner per il parto. Sii pronto a difendere i desideri del tuo partner e a fornire supporto emotivo durante il travaglio e il parto.

Imparare le abilità per la cura del neonato: prenditi il tempo per apprendere abilità pratiche per la cura del neonato come usare i pannolini, fare il bagno, nutrire e tecniche calmanti. Esercitati in attività pratiche di assistenza con una bambola o aiutando

amici o familiari con neonati per sviluppare
sicurezza e competenza.

Sii flessibile e paziente: la genitorialità porta con sé
una buona dose di sorprese e sfide. Sii flessibile e
paziente mentre ti adatti alle esigenze di cura di un
neonato e ricorda che è giusto chiedere aiuto o
chiedere consiglio quando necessario.

Crea una rete di supporto: crea una rete di
supporto di amici, familiari e compagni di papà che
possano offrire guida, incoraggiamento e
assistenza pratica lungo il percorso. Partecipare a
gruppi di genitori o forum online può anche fornire
preziose risorse e cameratismo.

Celebra le pietre miliari: custodisci e celebra ogni
pietra miliare nello sviluppo del tuo bambino, dal
primo sorriso ai primi passi. Scatta tante foto e crea
ricordi indelebili mentre ti imbarchi in questo
incredibile viaggio verso la paternità.

Abbracciando questi suggerimenti e trucchi, i papà
per la prima volta possono affrontare le sfide e le
gioie della genitorialità con fiducia, amore e
sostegno per il loro partner e il nuovo fascio di
gioia.

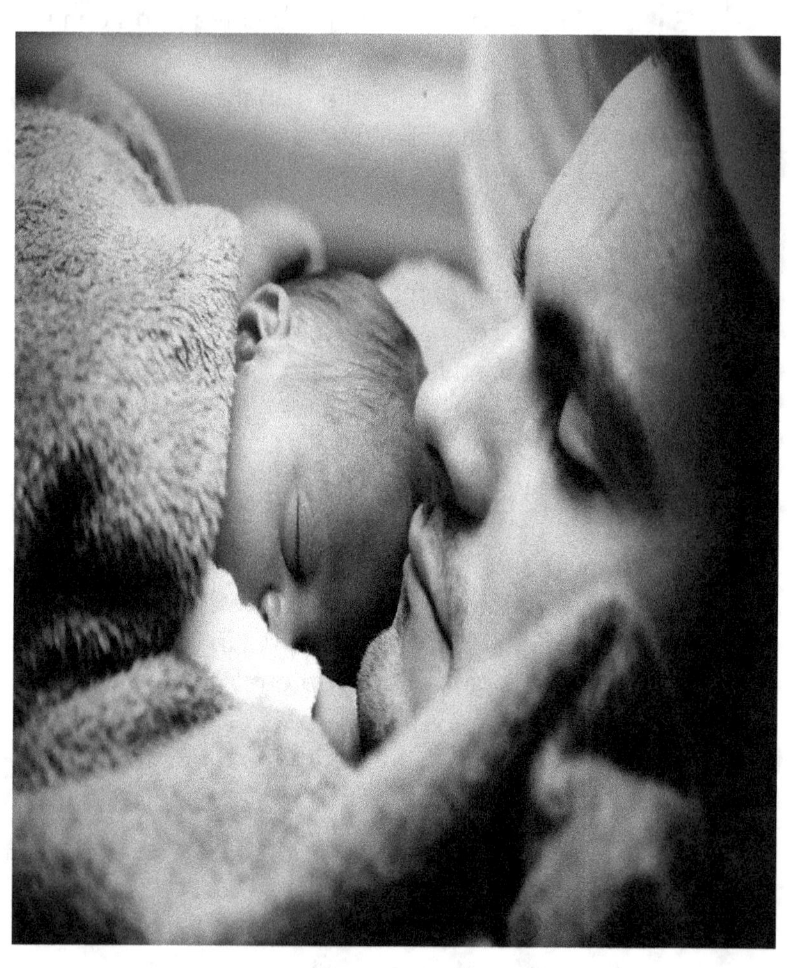

Il secondo trimestre

Sviluppo del bambino: cosa succede durante il secondo trimestre

Durante il secondo trimestre di gravidanza, che va dalla tredicesima alla ventisettesima settimana, si verificano sviluppi significativi sia nel corpo della madre che nel feto in crescita. Ecco una panoramica completa:

1. Crescita fetale:

Entro la fine del primo trimestre, il feto ha all'incirca le dimensioni di un lime. Entro la fine del secondo trimestre raggiunge le dimensioni di una grande banana.
Gli organi e i sistemi corporei continuano a svilupparsi e maturare durante questo periodo. Entro la fine del secondo trimestre, la maggior parte degli organi del bambino sono formati e iniziano a funzionare.

2. Caratteristiche del viso:

Le caratteristiche facciali del feto diventano più definite. Si sviluppano le sopracciglia, le ciglia e le unghie. Gli occhi, che inizialmente si formavano alla fine del primo trimestre, ora possono battere ciglio.

3. Movimenti:

Durante il secondo trimestre, la madre inizia a sentire i movimenti fetali, comunemente definiti "accelerati". Questi movimenti diventano più pronunciati man mano che il feto cresce e diventa più forte.

4. Vernice e lanugine:

Il feto sviluppa un rivestimento protettivo chiamato vernice caseosa, che ricopre la sua pelle. Questa sostanza cerosa aiuta a proteggere la pelle delicata dal liquido amniotico.
I peli fini chiamati lanugine ricoprono il corpo del feto. Questi capelli aiutano a regolare la temperatura corporea del feto e di solito cadono prima della nascita.

5. Identificazione del genere:

Nella maggior parte dei casi, il sesso del bambino può essere determinato durante il secondo trimestre mediante ecografia.

6. Cambiamenti materni:

L'addome della madre inizia ad espandersi notevolmente man mano che l'utero cresce per accogliere il feto in crescita.

Molte donne sperimentano sollievo dai primi sintomi della gravidanza come nausea e affaticamento durante il secondo trimestre, spesso definito "fase della luna di miele" della gravidanza. Possono manifestarsi altri sintomi, come mal di schiena, stitichezza e congestione nasale, poiché il corpo si adatta alle crescenti dimensioni dell'utero e ai cambiamenti ormonali.

La madre può anche sperimentare cambiamenti emotivi man mano che la gravidanza avanza, che vanno dall'eccitazione e anticipazione all'ansia e agli sbalzi d'umore.

7. Vitalità fetale:

Verso la fine del secondo trimestre, intorno alla settimana 24, il feto raggiunge uno stadio di sviluppo in cui può avere una possibilità di sopravvivenza al di fuori dell'utero con l'intervento medico. Questo è noto come vitalità fetale.

8. Test diagnostici:

Durante il secondo trimestre possono essere offerti vari test diagnostici per monitorare la salute e lo sviluppo del feto, tra cui ecografie, amniocentesi e screening del siero materno.

9. Incollaggio:

Molti genitori iniziano a sentire un legame emotivo
più forte con il loro bambino durante il secondo
trimestre, quando la gravidanza diventa più
tangibile con la pancia della madre che cresce e i
movimenti del bambino che si avvertono.
Nel complesso, il secondo trimestre è un periodo di
crescita e sviluppo significativi sia per la madre che
per il feto, caratterizzato da notevoli cambiamenti
fisici e tappe entusiasmanti nel percorso della
gravidanza.

Sintomi della gravidanza: cosa potrebbe sperimentare il tuo partner e come aiutarti

Durante la gravidanza, i partner possono
sperimentare una serie di sintomi ed emozioni
mentre percorrono il viaggio insieme alla persona
incinta. Ecco una panoramica completa dei sintomi
comuni che i partner potrebbero riscontrare e come
offrire supporto:

1. Cambiamenti emotivi:

I partner possono sperimentare un ottovolante di
emozioni, tra cui eccitazione, ansia e sbalzi
d'umore. Ciò è del tutto normale e può essere

attribuito ai significativi cambiamenti della vita che
ci attendono.
Come aiutare: sii paziente, empatico e
comprensivo. Ascolta attivamente le
preoccupazioni del tuo partner e offri
rassicurazione e supporto.

2. Sintomi fisici:

Alcuni partner possono avvertire sintomi fisici simili
a quelli della persona incinta, anche se in misura
minore. Questi sintomi possono includere
affaticamento, nausea, desiderio di cibo e aumento
della minzione.
Come aiutare: offrire supporto pratico, ad esempio
occuparsi di più faccende domestiche o preparare i
pasti. Incoraggia il tuo partner a riposare quando
necessario e ad accogliere eventuali preferenze o
avversioni dietetiche.

3. Aumento di peso e cambiamenti corporei:

I partner potrebbero notare un aumento di peso o
cambiamenti nella forma del corpo, soprattutto se
sono attivamente coinvolti nel sostenere i
cambiamenti nella dieta e nello stile di vita della
loro partner incinta.
Come aiutare: offri un rinforzo positivo ed evita di
fare commenti sul corpo del tuo partner a meno che
non esprima il desiderio di discuterne. Incoraggiate
abitudini sane, come l'esercizio fisico regolare e
un'alimentazione nutriente, per entrambi.

4. Disturbi del sonno:

Le interruzioni del sonno sono comuni durante la
gravidanza e anche i partner possono avere
difficoltà a dormire a causa di ansia o disagio.
Come aiutarti: crea una routine rilassante prima di
andare a dormire, riduci al minimo il tempo
trascorso davanti allo schermo prima di andare a
letto e assicurati che l'ambiente in cui dormi sia
confortevole. Considera l'utilizzo di cuscini di
supporto per una migliore qualità del sonno.

5. Aumento dello stress e della responsabilità:

I partner possono sentirsi ulteriormente stressati e
responsabilizzati mentre anticipano l'arrivo di un
nuovo membro della famiglia. Ciò può manifestarsi
come preoccupazioni relative alle finanze, alle
capacità genitoriali e alle dinamiche relazionali.
Come aiutare: comunica apertamente con il tuo
partner le tue preoccupazioni e condividi le
responsabilità della preparazione all'arrivo del
bambino. Partecipare insieme agli appuntamenti
prenatali e partecipare attivamente ai processi
decisionali.

6. Supporto durante il travaglio e il parto:

I partner possono sentirsi nervosi o incerti riguardo
al loro ruolo durante il travaglio e il parto.
Potrebbero preoccuparsi di fornire un supporto

adeguato e di essere presenti per il proprio partner durante questa intensa esperienza.

Come aiutare: informati sul processo del travaglio e del parto, frequenta insieme le lezioni sul parto e discuti le tue preferenze e aspettative con il tuo partner. Sii una presenza calmante e offri supporto fisico ed emotivo durante il travaglio.

7. Aggiustamento postpartum:

La transizione alla genitorialità può essere difficile per entrambi i partner ed è comune provare sentimenti di esaurimento, sopraffazione e incertezza.

Come aiutare: sii proattivo nel sostenere il recupero fisico ed emotivo del tuo partner dopo il parto. Offri assistenza pratica nelle attività di cura del bambino, incoraggia la cura di te stesso e, se necessario, cerca il sostegno della famiglia, degli amici o di un operatore sanitario.

Nel complesso, sostenere una partner incinta significa essere attento, empatico e attivamente coinvolto nel suo percorso di gravidanza. Offrendo assistenza pratica, supporto emotivo e comunicazione aperta, i partner possono aiutare ad alleviare alcune delle sfide e delle incertezze associate alla gravidanza e alla genitorialità.

Rivelazione del genere: come scoprire e celebrare il sesso del tuo bambino

Le rivelazioni sul genere sono diventate un modo popolare per i futuri genitori di condividere l'eccitazione del sesso del loro bambino con la famiglia e gli amici. Ecco una guida completa su come scoprire e celebrare il sesso del tuo bambino:

1. Screening prenatale:

Il modo più comune per determinare il sesso del bambino è attraverso lo screening prenatale, in genere eseguito tramite ecografia o test prenatale non invasivo (NIPT).
Le ecografie vengono solitamente eseguite intorno alla 18-20a settimana di gestazione e possono fornire una visione chiara dell'anatomia del bambino, compresi i genitali.
Il NIPT prevede un esame del sangue che analizza il DNA fetale nel flusso sanguigno della madre per determinare il sesso del bambino con un elevato livello di precisione. Questo test può essere eseguito già alla decima settimana di gestazione.

2. Parti che rivelano il genere:

Una volta determinato il sesso del bambino, molti genitori scelgono di organizzare una festa di

rivelazione del genere per condividere la notizia
con i propri cari in modo divertente e creativo.
Le idee più popolari per rivelare il genere includono
il taglio di una torta piena di glassa blu o rosa, il
rilascio di palloncini o coriandoli del colore
corrispondente o lo scoppio di un palloncino pieno
di polvere colorata.

3. Idee creative per la rivelazione del genere:

Diventa creativo con la rivelazione del tuo genere
incorporando temi o attività che riflettono i tuoi
interessi e la tua personalità di genitori.
Alcune idee uniche includono una rivelazione a
tema sportivo con palle da baseball piene di
polvere colorata, un "Waddle It Be?" paperelle di
gomma che galleggiano in una pozza d'acqua rosa
o blu per una rivelazione a tema anatra, o una
rivelazione a tema gelato "What's the Scoop?" con
coni gelato blu o rosa.

4. Annunci sui social media:

Per coloro che preferiscono un approccio più
discreto, condividere la rivelazione di genere su
piattaforme di social media come Instagram o
Facebook può essere un modo divertente per
coinvolgere amici e familiari da lontano.
Valuta la possibilità di pubblicare una foto o un
video creativo che catturi il momento della
rivelazione, accompagnato da una didascalia

accorata che esprima la tua eccitazione per l'arrivo del tuo bambino.

5. Celebrazioni inclusive:

Tieni presente che le rivelazioni sul genere sono facoltative e non tutti i genitori in attesa scelgono di partecipare. Alcuni potrebbero preferire aspettare fino alla nascita per scoprire il sesso del bambino o optare per un approccio genitoriale più neutrale rispetto al genere.
Indipendentemente da come scegli di festeggiare, concentrati sulla gioia e sull'entusiasmo di accogliere un nuovo arrivato nella tua famiglia, indipendentemente dal sesso.

6. Ricorda lo scopo:

Sebbene la rivelazione del genere possa essere un modo divertente per celebrare il sesso del tuo bambino, è essenziale ricordare che il genere non è sinonimo di sesso biologico e potrebbe non comprendere completamente l'identità di tuo figlio. Man mano che tuo figlio cresce, può esprimere il proprio genere in modi che sfidano le norme tradizionali ed è essenziale sostenere e affermare la propria identità con amore e accettazione.
Nel complesso, le rivelazioni di genere sono una scelta personale per i futuri genitori e possono essere un modo gioioso per celebrare l'attesa di accogliere un nuovo bambino nel mondo. Sia che scegliate un annuncio semplice o una festa

elaborata, la cosa più importante è custodire l'entusiasmo e il legame con i propri cari mentre vi preparate per questo nuovo capitolo della vostra vita.

Shopping per bambini: cosa comprare e cosa evitare

Quando si tratta di fare acquisti per bambini, è facile sentirsi sopraffatti dalla vasta gamma di prodotti disponibili sul mercato. Ecco una guida completa su cosa acquistare e cosa evitare per aiutarti a orientarti nel processo:

Cosa comprare:

Abbigliamento essenziale:

Investi in una varietà di vestiti per bambini, tra cui tutine, tutine, calzini, cappelli e guanti. Scegli materiali traspiranti e morbidi, come il cotone, che siano delicati sulla pelle sensibile del tuo bambino.

Pannolini e Salviette:

Fai scorta di pannolini di varie dimensioni e di salviette per neonati per il cambio del pannolino. Valuta se preferisci i pannolini usa e getta o quelli lavabili e scegli di conseguenza.

Forniture per l'alimentazione:

Se stai allattando, considera l'acquisto di un tiralatte, di reggiseni per l'allattamento, di coppette assorbilatte e di crema per i capezzoli. Per l'allattamento artificiale sono necessari biberon, tettarelle, latte artificiale (se non è l'allattamento al seno) e uno sterilizzatore per biberon.

Attrezzatura per bambini:

Investi in accessori essenziali per il bambino, come una culla o una culla, un passeggino, un seggiolino per auto, un marsupio o una fascia per bambini e una borsa per pannolini. Assicurati che questi articoli soddisfino gli standard di sicurezza e siano adatti al tuo stile di vita e al tuo budget.

Prodotti per la salute e la sicurezza:

Acquista un termometro digitale, un tagliaunghie per neonati, un kit per la cura del bambino, un baby monitor e delle coperture per le prese per garantire la salute e la sicurezza del tuo bambino.

Biancheria da letto per bambini:

Acquista lenzuola per culla, coprimaterassi impermeabili e coperte leggere o sacchi nanna per mantenere il tuo bambino comodo e sicuro durante il sonno.

Articoli per il bagnetto del bambino:

Raccogli sapone, shampoo, asciugamani, salviette,
una vasca da bagno o un seggiolino da bagno
adatti ai bambini e una spazzola delicata per il
bagnetto.

Elementi essenziali per il pannolino:

Fai scorta di crema per gli irritazioni da pannolino,
di salviette per pannolini e di un fasciatoio o un
tavolo per cambiare comodamente il pannolino.

Giocattoli e intrattenimento per bambini:

Scegli giocattoli adatti all'età che stimolano i sensi
del tuo bambino e ne incoraggiano lo sviluppo,
come sonagli, morbidi giocattoli di peluche, palestre
attività e libri da tavolo.

Cosa evitare:

Gadget non necessari:

Sebbene sul mercato siano presenti molti gadget e
dispositivi per bambini, non tutti sono essenziali.
Evita di acquistare oggetti non necessari che
potrebbero ingombrare la tua casa o prosciugare il
tuo budget senza fornire vantaggi significativi.

Prodotti per il sonno non sicuri:

Evita di acquistare paracolpi, coperte, cuscini o
animali di peluche per la culla del tuo bambino,
poiché questi articoli rappresentano un rischio di
soffocamento. Attenersi alle pratiche di sonno
sicuro per ridurre il rischio di SIDS.

Calza eccessiva:

Anche se sei tentato di acquistare tutto ciò di cui
pensi di aver bisogno per il tuo bambino, cerca di
evitare scorte eccessive di articoli che potrebbero
rimanere inutilizzati. I bambini crescono
rapidamente e le loro esigenze possono cambiare
nel tempo, quindi va bene iniziare con l'essenziale
e aggiungere elementi secondo necessità.

Articoli monouso:

Considera la longevità e la versatilità degli articoli
prima dell'acquisto. I prodotti monouso o di breve
durata potrebbero non offrire il miglior rapporto
qualità-prezzo. Scegli articoli multiuso che possano
crescere con il tuo bambino o svolgere molteplici
funzioni.
Accessori per bambini non essenziali:

Sebbene carini e trendy, alcuni accessori per
bambini come borse per pannolini firmate o
abbigliamento specializzato per bambini potrebbero
non valere l'investimento. Punta sulla praticità e
sulla funzionalità nella scelta degli articoli per
bambini.

Prodotti non sicuri:

Evitare di acquistare prodotti per bambini che sono
stati ritirati o che non soddisfano gli standard di
sicurezza. Ricerca sempre attentamente i prodotti e
leggi le recensioni prima di effettuare un acquisto
per assicurarti che siano sicuri e affidabili per il tuo
bambino.
Concentrandoti su articoli essenziali che danno
priorità alla sicurezza, al comfort e alla funzionalità,
puoi garantire un'esperienza di acquisto fluida e
senza stress mentre ti prepari per l'arrivo del tuo
piccolo. Ricorda di considerare il tuo budget, il tuo
stile di vita e le tue preferenze personali quando
prendi decisioni di acquisto e non esitare a
chiedere consiglio a genitori esperti o operatori
sanitari in caso di domande o dubbi.

Il terzo trimestre

Sviluppo del bambino: cosa succede durante il terzo trimestre

Durante il terzo trimestre di gravidanza, che va dalla 28a settimana fino alla nascita, si verificano notevoli sviluppi nella crescita del bambino e nella maturazione degli organi. Ecco una panoramica completa:

Dimensioni e peso: il bambino sperimenta uno scatto di crescita significativo, quasi raddoppiando il suo peso da circa 2,2 libbre (1 kg) all'inizio del trimestre a circa 6,6-8,8 libbre (3-4 kg) a termine. Anche la lunghezza aumenta, con il bambino medio che misura da 48 a 56 cm (da 19 a 22 pollici) entro la fine del trimestre.

Sviluppo degli organi:

Cervello: il cervello continua a svilupparsi rapidamente, con la corteccia cerebrale che si espande e le strutture cerebrali che diventano più complesse.
Polmoni: i polmoni maturano ulteriormente, producendo tensioattivo, una sostanza che aiuta a gonfiare le sacche d'aria e impedisce loro di collassare dopo la nascita.

Fegato e reni: questi organi diventano pienamente
funzionali, aiutando il metabolismo e la rimozione
dei rifiuti.
Apparato digerente: l'apparato digerente è quasi
completamente sviluppato, con l'intestino che si
prepara a elaborare il latte materno o artificiale
dopo la nascita.
Sistema immunitario: il sistema immunitario subisce
un ulteriore sviluppo, acquisendo anticorpi dalla
madre per fornire una certa immunità alla nascita.

Caratteristiche fisiche:

Capelli e unghie: i capelli del bambino continuano a
crescere e le unghie di solito raggiungono la punta
delle dita.
Pelle: la pelle diventa meno rugosa poiché sotto di
essa si accumula più grasso, conferendo al
bambino un aspetto più paffuto.
Sistema scheletrico: le ossa continuano a indurirsi,
sebbene il cranio rimanga morbido e flessibile per
facilitare il passaggio attraverso il canale del parto.

Movimento e attività:

Man mano che lo spazio nell'utero diventa più
limitato, i movimenti del bambino possono
sembrare diversi, con più rotolamenti e stiramenti
che calci. Tuttavia, la frequenza dei movimenti
dovrebbe rimanere costante, indicando il
benessere del bambino.

Sviluppo sensoriale:

I sensi del bambino, come l'udito e la vista, continuano a svilupparsi. Il bambino può riconoscere voci, suoni e persino alcuni sapori dal liquido amniotico.
La vista migliora, anche se rimane offuscata a causa della mancanza di stimolazione luminosa nel grembo materno.

Posizionamento:

Verso la fine del trimestre, la maggior parte dei bambini si sistema a testa in giù in preparazione alla nascita. Tuttavia, alcuni bambini possono rimanere in posizione podalica (prima i piedi o i glutei) o trasversale (lateralmente), richiedendo un intervento o un parto cesareo.

Maturazione dei sistemi corporei:

Il sistema cardiovascolare continua a rafforzarsi, pompando più sangue per sostenere la crescita del corpo.
Il sistema endocrino matura ulteriormente, regolando la produzione di ormoni per mantenere la gravidanza e prepararsi al parto.

Monitoraggio dello sviluppo fetale:

I controlli prenatali di routine e le ecografie sono fondamentali durante il terzo trimestre per monitorare la crescita, la posizione e il benessere generale del bambino. Questi appuntamenti valutano anche la salute della madre e la preparazione al parto.

Nel complesso, il terzo trimestre segna un periodo di rapida crescita e sviluppo per il bambino, preparandolo alla transizione alla vita fuori dall'utero. È un momento cruciale sia per il bambino che per la madre poiché anticipano l'arrivo di un nuovo membro della famiglia.

Sintomi della gravidanza: cosa potrebbe sperimentare il tuo partner e come aiutarti

Durante il terzo trimestre di gravidanza, il tuo partner potrebbe sperimentare una serie di sintomi fisici ed emotivi mentre il suo corpo continua ad adattarsi alla crescita del bambino. Ecco una panoramica completa dei sintomi comuni della gravidanza e come puoi aiutare:

Sintomi fisici:

Affaticamento: il tuo partner potrebbe sentirsi più stanco del solito, soprattutto quando il bambino cresce e mette a dura prova il suo corpo. Incoraggiateli a riposarsi secondo necessità e ad aiutare con le faccende domestiche o le commissioni per ridurre il carico di lavoro.

Mal di schiena e dolori articolari: man mano che il bambino cresce, il peso extra può mettere a dura prova la schiena e le articolazioni del tuo partner. Offri massaggi o suggerisci yoga prenatale o esercizi di stretching delicati per alleviare il disagio.

Bruciore di stomaco e indigestione: i cambiamenti ormonali e la crescita dell'utero possono causare reflusso acido e problemi digestivi. Incoraggia il tuo partner a mangiare pasti più piccoli e più frequenti ed evitare cibi piccanti o grassi.

Minzione frequente: la pressione sulla vescica dovuta all'espansione dell'utero può portare a viaggi più frequenti in bagno. Sii paziente e comprensivo se il tuo partner ha bisogno di sospendere le attività durante le pause bagno.

Gonfiore: il gonfiore ai piedi, alle caviglie e alle mani, noto come edema, è comune nella tarda gravidanza. Incoraggia il tuo partner ad alzare i piedi quando possibile ed evitare di stare in piedi o seduto per lunghi periodi.

Mancanza di respiro: quando l'utero si espande, può spingere contro il diaframma e rendere più difficile la respirazione. Aiuta il tuo partner a trovare posizioni comode per dormire e rilassarsi, ad esempio appoggiando i cuscini per sollevare la parte superiore del corpo.

Contrazioni di Braxton Hicks: queste contrazioni di pratica possono diventare più frequenti e intense nel terzo trimestre. Aiuta il tuo partner a rimanere

idratato e incoraggia le tecniche di rilassamento per
alleviare il disagio.

Sintomi emotivi:

Sbalzi d'umore: i cambiamenti ormonali, combinati
con le sfide fisiche della tarda gravidanza, possono
portare a sbalzi d'umore e ad una maggiore
sensibilità emotiva. Sii paziente e solidale e ascolta
le preoccupazioni del tuo partner senza giudizio.
Ansia e nervosismo: con l'avvicinarsi della data di
scadenza, il tuo partner potrebbe sentirsi in ansia
per il travaglio, il parto e il diventare genitore. Offrite
rassicurazioni, frequentate insieme le lezioni
prenatali e discutete apertamente di eventuali
paure o preoccupazioni.
Istinto di nidificazione: molte future mamme
sperimentano un forte bisogno di preparare la casa
per l'arrivo del bambino, noto come istinto di
nidificazione. Sostieni gli sforzi di nidificazione del
tuo partner aiutandolo in attività come l'allestimento
della cameretta o il montaggio dei mobili per
bambini.

Come aiutare:

Fornisci supporto emotivo: sii presente, attento ed
empatico verso i bisogni del tuo partner. Offri parole
di incoraggiamento e rassicurazione e ascolta
attivamente i loro pensieri e sentimenti.
Aiutalo nelle attività quotidiane: aiutalo nelle
faccende domestiche, nella cucina e nelle

commissioni per alleviare il carico fisico del tuo
partner e concedergli più tempo per riposarsi e
rilassarsi.

Partecipa agli appuntamenti prenatali: accompagna
il tuo partner ai controlli prenatali e alle ecografie
per mostrare il tuo sostegno e coinvolgimento nella
gravidanza.

Informati: prenditi il tempo per conoscere la
gravidanza, il parto e l'assistenza ai neonati in
modo da poter comprendere meglio ciò che sta
vivendo il tuo partner e fornire supporto informato.
Sii flessibile e comprensivo: comprendi che il tuo
partner potrebbe avere giorni buoni e giorni brutti e
sii flessibile con piani e aspettative. Mostra
comprensione e pazienza nei momenti difficili.
Essendo attento, solidale e proattivo, puoi
contribuire ad alleviare il disagio e l'ansia del tuo
partner durante il terzo trimestre di gravidanza,
rafforzando il tuo legame mentre ti prepari per
l'arrivo del tuo nuovo membro della famiglia.

Piano di nascita: come prepararsi al travaglio e al parto

Prepararsi al travaglio e al parto implica creare un
piano di nascita, raccogliere gli elementi essenziali,
informarsi sul processo e garantire la preparazione
sia fisica che emotiva. Ecco una guida completa:

Creare un piano di nascita:

Discuti le tue preferenze con il tuo partner, il tuo
operatore sanitario e il team di supporto alla
nascita. Considera fattori come le opzioni di
gestione del dolore, le preferenze sulla posizione
del parto e qualsiasi richiesta speciale per il
travaglio e il processo di parto.
Includere piani di emergenza per situazioni
impreviste, come parto cesareo o complicazioni
durante il travaglio.
Sii flessibile e di mentalità aperta, comprendendo
che il travaglio e il parto possono essere
imprevedibili.

Partecipa ai corsi prenatali:

Iscriviti a corsi prenatali per conoscere il parto, le
tecniche di gestione del dolore, l'allattamento al
seno e la cura dei neonati.
Partecipa ai corsi preparto insieme al tuo partner
per comprendere i ruoli e le responsabilità reciproci
durante il travaglio e il parto.

Prepara una borsa per l'ospedale:

Metti in valigia gli elementi essenziali per il
travaglio, il parto e il recupero postpartum, inclusi
abiti comodi, articoli da toeletta, snack, una palla
per il parto, strumenti per il massaggio e articoli per
il relax.

Non dimenticare di includere articoli per il bambino,
come vestiti, pannolini e coperte.

Rimani attivo e in salute:

Impegnati in un regolare esercizio fisico e mantieni
una dieta sana per preparare il tuo corpo al
travaglio e al recupero.
Pratica tecniche di rilassamento come la
respirazione profonda, la meditazione o lo yoga
prenatale per gestire lo stress e l'ansia.

Comunica con la tua sanità
Fornitore:

Discuti il tuo piano di nascita con il tuo medico e
risolvi eventuali dubbi o domande che potresti
avere.
Tieniti informato sui segnali del travaglio e su
quando contattare il tuo medico o andare in
ospedale.

Prepara il tuo team di supporto:

Comunica il tuo piano di nascita e le tue preferenze
al tuo team di supporto alla nascita, incluso il tuo
partner, la doula o altri membri della famiglia.
Discuti il ruolo di ciascuna persona durante il
travaglio e il parto e assicurati che tutti siano sulla
stessa lunghezza d'onda.

Crea un ambiente confortevole:

Prepara l'ambiente del parto allestendo uno spazio tranquillo e confortevole a casa o nella stanza d'ospedale.
Porta oggetti che ti danno conforto, come musica, oli essenziali o foto.

Rimani informato sulle opzioni di gestione del dolore:

Esplora diverse tecniche di gestione del dolore, inclusi farmaci, metodi naturali e tecniche di rilassamento.
Discuti le tue preferenze con il tuo medico e mantieni una mente aperta riguardo alle tue opzioni.

Conosci i tuoi diritti e la tua tutela:

Acquisisci familiarità con i tuoi diritti di paziente e difendi te stessa durante il travaglio e il parto.
Comunica le tue preferenze e preoccupazioni al tuo team sanitario e fai domande se qualcosa non è chiaro o non è in linea con i tuoi desideri.

Preparazione emotiva:

Preparati mentalmente ed emotivamente al travaglio e al parto visualizzando un'esperienza di nascita positiva e concentrandoti sull'obiettivo finale di incontrare il tuo bambino.

Chiedi sostegno al tuo partner, ai tuoi amici o a un terapista se ti senti ansioso o sopraffatto dal parto. Adottando misure proattive per prepararti al travaglio e al parto, puoi sentirti più sicura e autorizzata mentre ti avvicini alla nascita del tuo bambino. Ricorda di rimanere flessibile e di mentalità aperta e di avere fiducia nella capacità del tuo corpo di mettere al mondo il tuo bambino.

Borsa per l'ospedale: cosa mettere in valigia e cosa lasciare

Quando prepari la borsa per l'ospedale per il travaglio e il parto, è essenziale includere articoli che ti mantengano a tuo agio, preparato e supportato durante questo evento significativo. Ecco un elenco completo di cosa mettere in valigia e cosa puoi lasciare dietro:

Elementi essenziali per il travaglio e il parto:

Documenti medici: porta con te la tua carta d'identità, le informazioni sull'assicurazione e tutti i documenti medici o il piano di nascita necessari. Abbigliamento comodo: porta con te abiti larghi e comodi per il travaglio, come una camicia da notte, un accappatoio o una maglietta oversize. Prendi in considerazione l'idea di portare abiti facili da indossare e che possano ospitare dispositivi di monitoraggio.

Scarpe comode: scarpe slip-on o pantofole facili da indossare e togliere.

Articoli da toeletta: includono articoli da toeletta come spazzolino da denti, dentifricio, shampoo, balsamo, bagnoschiuma e crema idratante. Non dimenticare gli elastici per capelli o le fasce per la testa.

Reggiseno da allattamento e coppette assorbilatte: se hai intenzione di allattare, porta con te un reggiseno da allattamento e delle coppette assorbilatte per comodità e protezione dalle perdite.

Assorbenti premaman: porta con te assorbenti premaman o pannolini per adulti in caso di sanguinamento postpartum.

Articoli di comfort: porta con te oggetti che forniscono comfort e relax, come un cuscino, una coperta, strumenti per massaggi o oli essenziali.

Spuntini: prepara degli snack per mantenere alta la tua energia durante il travaglio, come barrette di cereali, noci, cracker o frutta.

Idratazione: porta una bottiglia d'acqua o una bevanda sportiva per rimanere idratata durante il travaglio.

Intrattenimento: valuta la possibilità di portare libri, riviste, musica o un tablet con film o programmi TV per passare il tempo durante le prime fasi del travaglio.

Palla per il parto: se prevedi di utilizzare una palla per il parto durante il travaglio, valuta di portarne

una tua o di verificare se l'ospedale ne fornisce una.
Fotocamera o telefono: non dimenticare di portare una fotocamera o uno smartphone per scattare foto e video dell'arrivo del tuo bambino.
Caricabatterie: porta con te i caricabatterie per il tuo telefono, la tua fotocamera o qualsiasi altro dispositivo elettronico.
Per il recupero postpartum:

Abbigliamento comodo: porta con te abiti comodi e larghi per il recupero postpartum, come top, pigiami e leggings premaman o pantaloni della tuta adatti all'allattamento.
Articoli da toeletta: continua a utilizzare i tuoi articoli da toeletta per l'igiene postpartum, compresi gli articoli per la doccia e la cura personale.
Forniture per l'allattamento: porta crema per i capezzoli, coppette assorbilatte e un cuscino per l'allattamento se prevedi di allattare.
Articoli per la cura postpartum: metti in valigia articoli come assorbenti di amamelide, spray perineale o una bottiglia di peri per il comfort postpartum.
Vestiti per bambini: prepara alcuni vestiti per il tuo bambino, inclusi tutine, tutine, calzini e cappelli.
Seggiolino per auto: assicurati di installare correttamente il seggiolino per auto del tuo bambino nel tuo veicolo per il viaggio di ritorno a casa.

Cosa lasciare alle spalle:

Oggetti di valore: lascia a casa oggetti di valore come gioielli, dispositivi elettronici costosi o grandi quantità di contanti.

Oggetti non necessari: evitare di portare oggetti non necessari che ingombrano la stanza d'ospedale e sono difficili da gestire durante il travaglio e la convalescenza.

Bagagli pesanti: mantieni la borsa dell'ospedale leggera e facile da trasportare, poiché potrebbe essere necessario spostarla durante il travaglio e trasportarla in diverse aree dell'ospedale.

Facendo le valigie con attenzione e concentrandosi sugli elementi essenziali, puoi assicurarti che la tua borsa da ospedale sia ben preparata per il travaglio, il parto e il recupero postpartum, riducendo al minimo lo stress e gli oggetti non necessari.

La nascita

Segni del travaglio: come riconoscere e cronometrare le contrazioni

Riconoscere e sincronizzare le contrazioni è fondamentale durante il travaglio per valutare la progressione del parto e determinare quando recarsi in ospedale o al centro parto. Ecco una guida completa:

Riconoscere i segnali del travaglio:
Contrazioni: questi sono il segno più comune del travaglio. Le contrazioni sembrano crampi mestruali intensi o sensazioni di tensione nella parte inferiore dell'addome o nella schiena.
Rottura delle acque: può trattarsi di uno zampillo improvviso o di un lento rivolo di liquido amniotico dalla vagina. Può essere accompagnato o meno da contrazioni.
Bloody Show: questo è il momento in cui viene espulso il tappo di muco che sigillava la cervice durante la gravidanza. Potrebbe essere macchiato di sangue.
Cambiamenti cervicali: la cervice può iniziare a dilatarsi (aprirsi) e cancellarsi (assottigliarsi). Il tuo medico può verificarlo durante le visite prenatali o durante il travaglio.

Contrazioni temporali:

Frequenza: le contrazioni diventano regolari e sempre più frequenti man mano che il travaglio avanza. Inizialmente, possono essere irregolari e distanziati ulteriormente.

Durata: le contrazioni durano tipicamente dai 30 ai 70 secondi nelle prime fasi del travaglio, ma possono allungarsi man mano che il travaglio avanza.

Intensità: le contrazioni possono iniziare in modo lieve e diventare più forti e intense nel tempo.

Posizione: le contrazioni spesso iniziano nella parte bassa della schiena e si spostano nella parte anteriore dell'addome man mano che il travaglio avanza.

Come cronometrare le contrazioni:

Utilizza un timer: puoi utilizzare un cronometro, un'app per smartphone o uno strumento per monitorare la durata e la frequenza delle contrazioni.

Inizia il cronometraggio: inizia il cronometraggio dall'inizio di una contrazione all'inizio di quella successiva. Annota la durata di ciascuna contrazione e il tempo che intercorre tra di loro.

Tieni traccia: registra la durata e la frequenza delle contrazioni su carta o digitalmente. Questo aiuta te e il tuo medico a monitorare la progressione del travaglio.

Resta rilassato: cerca di rilassarti tra una contrazione e l'altra. Usa tecniche di respirazione profonda o esercizi di rilassamento per gestire il disagio.

Quando chiamare il tuo operatore sanitario:
Contrazioni regolari: se le contrazioni sono costantemente forti, durano circa 60 secondi o più e si verificano ogni 5 minuti per almeno un'ora, contatta il tuo medico.
Rottura delle acque: informa il tuo medico se ti si rompono le acque, anche se non avverti contrazioni.
Diminuzione del movimento fetale: se noti una significativa diminuzione del movimento fetale, contatta immediatamente il tuo medico.
Dubbi o domande: non esitate a chiamare il vostro medico se avete dubbi o domande sui segnali o sulle contrazioni del travaglio.
Note finali:
L'esperienza del travaglio di ogni donna è unica, quindi fidati del tuo istinto e chiedi consiglio al medico se non sei sicuro.
Considera la possibilità di frequentare corsi pre-parto prima del travaglio per saperne di più sul riconoscimento dei segnali del travaglio e sulle tecniche di coping.
Preparare un piano per il trasporto all'ospedale o al centro parto una volta iniziato il travaglio.

Fasi del travaglio: cosa aspettarsi e come affrontarlo

Il travaglio si svolge tipicamente in tre fasi principali: la fase iniziale, la fase attiva e la fase di transizione. Ecco una guida completa su cosa aspettarsi e come affrontare ogni fase:

1. Fase iniziale del travaglio:
Durata: questa fase può durare diverse ore o addirittura giorni per alcune donne.
Contrazioni: le contrazioni sono in genere da lievi a moderate e possono sembrare crampi mestruali. Possono iniziare in modo irregolare e diventare più regolari nel tempo.
Cambiamenti cervicali: la cervice inizia a dilatarsi e ad attenuarsi (assottigliarsi).
Cosa aspettarsi: potresti provare eccitazione o ansia all'inizio del travaglio. Il travaglio precoce è un buon momento per riposarsi, mangiare spuntini leggeri, idratarsi e impegnarsi in tecniche di rilassamento.
Strategie di coping:
Tecniche di respirazione: pratica una respirazione lenta e profonda per gestire il disagio e rimanere rilassato.
Movimento: camminare, dondolarsi, dondolarsi o cambiare posizione può aiutare ad alleviare il dolore e incoraggiare il progresso del travaglio.
Massaggio: l'applicazione di una leggera contropressione o un massaggio alla parte bassa della schiena o all'addome può aiutare ad alleviare il dolore.
Bagno o doccia caldi: immergersi in acqua calda può aiutare a lenire i muscoli e alleviare il disagio.

2. Fase attiva del travaglio:

Durata: questa fase dura tipicamente da alcune ore a pochi centimetri prima della dilatazione completa.

Contrazioni: le contrazioni si intensificano e diventano più frequenti, durando dai 60 ai 90 secondi con intervalli più brevi tra loro.
Cambiamenti cervicali: la cervice continua a dilatarsi, raggiungendo solitamente circa 6-8 centimetri.
Cosa aspettarsi: man mano che il travaglio avanza, potresti sentirti più concentrato e determinato. L'intensità delle contrazioni aumenta, richiedendo più strategie di coping.

Strategie di coping:
Respirazione focalizzata: pratica tecniche di respirazione focalizzata, come la respirazione modellata o la respirazione ritmica, per gestire il dolore e mantenere la calma.

Cambi di posizione: sperimenta diverse posizioni, come in piedi, in ginocchio, accovacciato o usando una palla da parto, per trovare quella più comoda.

Ambiente di supporto: circondati di partner di supporto per il parto, operatori sanitari o una doula che possa fornire incoraggiamento e conforto.
Idratazione e nutrizione: continuare a rimanere idratati con acqua o bevande elettrolitiche e consumare spuntini leggeri per mantenere i livelli di energia.

3. Fase di transizione del travaglio:
Durata: questa fase è la fase più breve ma più intensa del travaglio, in genere dura da pochi minuti a un'ora.
Contrazioni: le contrazioni sono estremamente intense e durano dai 60 ai 90 secondi con pause molto brevi tra loro.
Cambiamenti cervicali: la cervice completa la dilatazione, raggiungendo i 10 centimetri.
Cosa aspettarsi: la transizione è spesso accompagnata da emozioni intense, tra cui stanchezza, paura e un forte bisogno di spingere.

Strategie di coping:
Concentrazione e visualizzazione: utilizza tecniche di visualizzazione per concentrarti sull'avanzamento del travaglio e immaginare la nascita del tuo bambino.
Affermazioni verbali: ripetere affermazioni positive o mantra per mantenere la fiducia e la motivazione.

Incoraggiamento: affidati al tuo team di supporto per ricevere incoraggiamento e rassicurazione durante questa fase difficile.
Opzioni di gestione del dolore: se lo si desidera, discutere le opzioni di gestione del dolore con il proprio medico, come l'epidurale o il protossido di azoto.

Note finali:

Ricorda che l'esperienza del travaglio di ogni donna
è unica ed è essenziale trovare le strategie di
coping che funzionano meglio per te.
Comunica apertamente con il tuo medico riguardo
alle tue preferenze per la gestione del dolore e ad
eventuali preoccupazioni che potresti avere durante
il travaglio.
Rimani flessibile e preparati ad adattare il tuo piano
di nascita man mano che il travaglio avanza. Abbi
fiducia nella capacità del tuo corpo di partorire e
cerca supporto quando necessario.

Opzioni di parto: pro e contro del parto naturale, epidurale e cesareo

Ogni opzione di parto (parto naturale, epidurale e
taglio cesareo) presenta una serie di vantaggi e
svantaggi. Ecco una panoramica di ciascuno:

Nascita naturale:
Professionisti:
Evitare i farmaci: il parto naturale consente alle
donne di sperimentare il parto senza l'uso di
farmaci, che alcune donne preferiscono per vari
motivi.
Mobilità: le donne che partoriscono hanno
naturalmente la libertà di muoversi, cambiare
posizione e usare la gravità per facilitare il
processo di parto.

Recupero più rapido: il tempo di recupero dopo un parto naturale è in genere più rapido rispetto ad altri metodi di parto, poiché non sono coinvolti farmaci o procedure chirurgiche.

Contro:
Dolore: i dolori del travaglio possono essere intensi e difficili da gestire senza farmaci, portando alcune donne a trovare più scomodo il parto naturale.
Imprevedibilità: il travaglio può essere imprevedibile e non vi è alcuna garanzia di un parto regolare o senza complicazioni.
Potenziale di intervento: in alcuni casi, possono verificarsi complicazioni durante il parto naturale, che richiedono un intervento medico o un taglio cesareo d'urgenza.

Epidurale:

Professionisti:
Sollievo dal dolore: l'epidurale fornisce un efficace sollievo dal dolore durante il travaglio, consentendo alle donne di vivere il parto con un disagio ridotto.
Parto controllato: l'epidurale consente alle donne di rimanere sveglie e vigili durante il parto, gestendo al tempo stesso il dolore in modo efficace.
Riduzione dello stress: riducendo al minimo il dolore e il disagio, l'epidurale può aiutare a ridurre lo stress e l'ansia durante il travaglio e il parto.

Contro:

Effetti collaterali: l'epidurale può causare effetti collaterali come calo della pressione sanguigna, mal di testa, brividi o perdita temporanea di sensibilità nella parte inferiore del corpo.
Mobilità limitata: l'epidurale può limitare la mobilità e la capacità di cambiare posizione durante il travaglio, prolungando potenzialmente la durata del travaglio.
Potenziale rischio di complicazioni: sebbene rare, le epidurali possono portare a complicazioni come danni ai nervi, infezioni o reazioni allergiche.

Parto cesareo:
Professionisti:
Ambiente controllato: i parti cesarei sono procedure chirurgiche pianificate, che consentono un ambiente controllato e un parto prevedibile.
Dolore ridotto: poiché i parti cesarei comportano l'anestesia, le donne in genere avvertono meno dolore durante il processo di parto.
Prevenzione delle complicazioni: in alcuni casi, il parto cesareo può essere necessario per prevenire complicazioni per la madre o il bambino, come sofferenza fetale o placenta previa.

Contro:
Tempo di recupero: il recupero dopo un parto cesareo richiede in genere più tempo rispetto al parto vaginale, comportando cure post-operatorie e restrizioni sull'attività fisica.
Rischio di complicazioni: i parti cesarei comportano un rischio maggiore di complicazioni come

infezioni, perdita di sangue, coaguli di sangue e lesioni agli organi.
Impatto sulle future gravidanze: i parti cesarei multipli possono aumentare il rischio di complicazioni nelle future gravidanze, comprese anomalie della placenta e rottura uterina.

Considerazioni finali:
La scelta del metodo di consegna dipende dalle preferenze individuali, da considerazioni mediche e dalle raccomandazioni degli operatori sanitari.
È essenziale che le future mamme discutano le loro preferenze e preoccupazioni sulla nascita con il proprio team sanitario per prendere decisioni informate sulla migliore opzione di parto per le loro circostanze specifiche.
Indipendentemente dal metodo di parto scelto, l'obiettivo primario è un risultato sicuro e sano sia per la madre che per il bambino.

Ruolo del partner alla nascita: come supportare il tuo partner e incontrare il tuo bambino

Il sostegno del partner alla nascita svolge un ruolo cruciale nel processo del parto, fornendo assistenza emotiva, fisica e pratica alla madre in travaglio. Ecco una guida completa su come supportare il tuo partner e accogliere il tuo bambino nel mondo:

Prima del travaglio:

Partecipa alle lezioni prenatali: accompagna il tuo partner alle lezioni prenatali per conoscere il processo del parto, le misure di comfort e le tecniche per il supporto del travaglio.

Discuti le preferenze di nascita: discuti apertamente e onestamente con il tuo partner sulle sue preferenze di nascita, comprese le opzioni di gestione del dolore, l'ambiente di parto e qualsiasi preoccupazione o paura che possa avere.

Crea un piano di nascita: lavora insieme per creare un piano di nascita che delinei le tue preferenze per il travaglio e il parto, comprese le preferenze per la gestione del dolore, gli interventi e l'assistenza postpartum.

Prepara una borsa per l'ospedale: aiuta il tuo partner a preparare una borsa per l'ospedale con gli elementi essenziali per il travaglio e il recupero postpartum, inclusi abiti comodi, articoli da toeletta, snack e intrattenimento.

Durante il travaglio:

Fornire supporto emotivo: offrire parole di incoraggiamento, rassicurazione e amore al proprio partner durante il travaglio. Ricordarle la sua forza e i progressi che sta facendo.

Misure di comfort fisico: utilizzare tecniche di massaggio, contropressione e rilassamento per alleviare il disagio durante le contrazioni. Aiuta il

tuo partner a trovare posizioni comode e fornisci
supporto fisico secondo necessità.
Mantienila idratata e nutrita: offri acqua, scaglie di
ghiaccio e snack leggeri per mantenere la tua
partner idratata e mantenere i suoi livelli di energia
durante il travaglio.

Difendi le sue esigenze: comunica con gli operatori
sanitari per conto del tuo partner, assicurandoti che
i suoi desideri e le sue preferenze siano rispettati e
affrontati durante il travaglio e il parto.
Mantieni un ambiente calmo: crea un ambiente
calmo e favorevole nella sala parto, abbassando le
luci, ascoltando musica rilassante e riducendo al
minimo le distrazioni per aiutare il tuo partner a
sentirsi rilassato e concentrato.
Sii flessibile: sii pronto ad adattarti ai cambiamenti
nel piano di nascita o alle circostanze impreviste
durante il travaglio, offrendo flessibilità e supporto
al tuo partner secondo necessità.

Accogli il tuo bambino:
Sii presente e impegnato: rimani al fianco del tuo
partner durante la nascita del tuo bambino,
offrendo supporto emotivo e incoraggiamento
mentre spinge.
Preparati al contatto pelle a pelle: dopo la nascita,
facilita il contatto pelle a pelle tra il tuo partner e il
bambino per favorire il legame e regolare la
temperatura e la respirazione del bambino.

Aiutare con l'allattamento al seno: aiuta il tuo partner ad allattare al seno offrendo supporto, assistenza nel posizionamento e incoraggiamento. Frequentate insieme le lezioni sull'allattamento al seno per conoscere le corrette tecniche di attacco e allattamento al seno.

Condividi le responsabilità: assumi un ruolo attivo nella cura del tuo neonato, compresi i cambi del pannolino, le attività calmanti e di legame. Condividi le responsabilità con il tuo partner per assicurarti che entrambi abbiate tempo per riposarvi e riprendervi.

Cattura ricordi: scatta foto e video per catturare momenti preziosi durante la nascita del tuo bambino, creando ricordi duraturi per la tua famiglia.

Dopo il travaglio:

Offri supporto postpartum: sii attento ai bisogni del tuo partner durante il periodo postpartum, offrendo supporto emotivo, assistenza pratica e incoraggiamento mentre si riprende dal parto.

Comunicare apertamente: mantieni aperte le linee di comunicazione con il tuo partner, discutendo eventuali preoccupazioni, sfide o adattamenti che potresti riscontrare come nuovi genitori.

Cerca aiuto se necessario: incoraggia il tuo partner a chiedere aiuto a operatori sanitari, consulenti per l'allattamento o gruppi di supporto se soffre di disturbi dell'umore postpartum o difficoltà di allattamento al seno.

Festeggia la tua nuova famiglia: prenditi del tempo
per celebrare l'arrivo del tuo bambino e il nuovo
capitolo della tua vita familiare. Apprezza i momenti
insieme ed esprimi gratitudine per il supporto e
l'amore che condividi.
Partecipando attivamente al processo del parto e
fornendo un sostegno costante al tuo partner,
svolgi un ruolo inestimabile nel creare
un'esperienza di nascita positiva e memorabile sia
per il tuo partner che per il tuo bambino.

Il quarto trimestre

Cura del bambino: come nutrire, cambiare, fare il bagno e calmare il tuo neonato

Il quarto trimestre si riferisce ai primi tre mesi dopo la nascita del bambino, durante i quali sia il bambino che i genitori si adattano alla vita fuori dall'utero. Durante questo periodo, i neonati si stanno adattando al mondo che li circonda e i genitori stanno imparando a prendersi cura del loro nuovo arrivato. Ecco una guida completa sulla cura del bambino durante il quarto trimestre:

Alimentazione:

Allattamento al seno: la migliore fonte di nutrimento per un neonato è il latte materno. Fornisce nutrienti essenziali e anticorpi che aiutano a proteggere il bambino dalle infezioni. I neonati dovrebbero allattare frequentemente, circa ogni 2-3 ore, o ogni volta che mostrano segni di fame.
Alimentazione artificiale: se l'allattamento al seno non è possibile, l'alimentazione artificiale è una buona alternativa. I bambini allattati con latte artificiale in genere mangiano ogni 3-4 ore e i genitori dovrebbero seguire le istruzioni sulla

confezione del latte artificiale per una corretta preparazione.

Mutevole:

Cambio del pannolino: i neonati in genere necessitano di cambiare i pannolini 8-12 volte al giorno. Per evitare irritazioni da pannolino, è fondamentale mantenere l'area del pannolino asciutta e pulita. Usa salviette delicate o acqua e batuffoli di cotone per la pulizia e applica una crema per pannolini per proteggere la pelle.
Cura del cordone ombelicale: finché il moncone del cordone ombelicale non cade (di solito entro 1-2 settimane), mantenere l'area pulita e asciutta. Piega i pannolini sotto il moncone per evitare irritazioni ed evita di fare il bagno finché il moncone non cade.

Fare il bagno:

Bagni con spugna: finché il moncone del cordone ombelicale non cade, fai dei bagnetti al tuo neonato con una salvietta morbida e acqua tiepida. Lava delicatamente il viso, il corpo e la zona del pannolino del bambino, facendo attenzione alla zona del moncone del cordone ombelicale.
Bagni in vasca: una volta che il moncone del cordone ombelicale cade, puoi iniziare a fare il bagnetto al tuo bambino. Usa una vaschetta per il bagnetto o un lavandino riempito con qualche centimetro di acqua calda. Sostieni la testa e il collo

del bambino e non lasciarli mai incustoditi nell'acqua.

Lenitivo:

Fasciare: avvolgere comodamente il bambino in una coperta può aiutarlo a sentirsi sicuro e calmo. Assicurati che la fascia non sia troppo stretta e che i fianchi del bambino possano muoversi liberamente.
Suzione: succhiare è un riflesso naturale dei bambini e può aiutarli a calmarli. Offri un ciuccio o lascialo allattare per confortarlo.
Contatto pelle a pelle: tenere il bambino contro il petto nudo può aiutare a regolare la temperatura, la frequenza cardiaca e la respirazione e promuovere il legame.
Dondolare e muovere: dondolare o dondolare delicatamente il bambino tra le tue braccia o su una sedia a dondolo può aiutarlo a calmarsi.
Rumore bianco: suoni morbidi e ritmici come un ventilatore, una macchina per il rumore bianco o persino un aspirapolvere possono aiutare a calmare un bambino esigente imitando i suoni che hanno sentito nel grembo materno.
Ricorda, ogni bambino è unico, quindi potrebbero essere necessari alcuni tentativi ed errori per capire cosa funziona meglio per calmare il tuo neonato.
Fidati del tuo istinto e non esitare a chiedere aiuto a operatori sanitari o genitori esperti se ne hai bisogno.

Recupero postpartum: cosa potrebbe sperimentare il tuo partner e come aiutarti

Il recupero postpartum non è solo un processo fisico per la madre ma anche un periodo di transizione significativo per il partner. Ecco una guida completa su ciò che il tuo partner potrebbe sperimentare durante il recupero postpartum e su come puoi aiutarlo:

Cambiamenti fisici:

Affaticamento: il tuo partner potrebbe provare esaurimento a causa dell'interruzione del sonno, delle poppate notturne e delle esigenze fisiche legate alla cura di un neonato.
Cambiamenti ormonali: proprio come la madre, i partner possono sperimentare cambiamenti ormonali dopo il parto, che possono portare a sbalzi d'umore, irritabilità o sentimenti di tristezza.
Maggiori responsabilità: i partner possono assumersi ulteriori compiti domestici, come cucinare, pulire e fare commissioni, per supportare la madre durante la sua guarigione.

Cambiamenti emotivi:

Ansia: i partner possono sentirsi ansiosi per il loro nuovo ruolo di genitore, preoccupazioni per il benessere del bambino o preoccupazioni per provvedere alla loro famiglia in crescita.

Legame: mentre alcuni partner possono sentire un legame immediato con il loro neonato, altri potrebbero impiegare più tempo per sviluppare una forte connessione. Questo è normale e può essere influenzato da fattori come l'esperienza del parto, lo stress e l'affaticamento.

Sostenere la madre: i partner possono sentirsi sotto pressione nel dover essere la principale fonte di sostegno per la madre, il che può essere emotivamente faticoso, soprattutto se anche loro stanno vivendo le proprie sfide.

Come aiutare:

Incoraggia la cura di sé: incoraggia il tuo partner a dare priorità alle attività di cura di sé, come fare delle pause, riposarsi a sufficienza e impegnarsi in attività che gli piacciono.

Condividere le responsabilità: assumere un ruolo attivo nella cura del bambino e nella gestione delle attività domestiche. Offriti di cambiare i pannolini, dare da mangiare al bambino e occuparti dei compiti notturni per dare al tuo partner la possibilità di riposare.

Ascolta e convalida: sii un ascoltatore di supporto e offri convalida per i sentimenti e le esperienze del tuo partner. Digli che sei qui per sostenerli e che capisci che i loro sentimenti sono legittimi.

Fornire affetto: offri affetto fisico e supporto emotivo per rassicurare il tuo partner del tuo amore e apprezzamento. Gesti semplici come abbracci, baci e parole di incoraggiamento possono fare una grande differenza.

Cerca aiuto se necessario: incoraggia il tuo partner a cercare un aiuto professionale se sta lottando con la depressione o l'ansia postpartum. Offriti di accompagnarli alle sedute terapeutiche o agli appuntamenti dal medico per ricevere supporto. Ricorda che il recupero postpartum è un viaggio per entrambi i partner e che la comunicazione aperta, l'empatia e il sostegno reciproco sono fondamentali per affrontare insieme questo periodo. Lavorando in squadra e dando priorità al benessere reciproco, puoi rafforzare la tua relazione e adattarti ai tuoi nuovi ruoli di genitori.

Sfide genitoriali: come affrontare la privazione del sonno, le coliche e il pianto

Le sfide genitoriali come la privazione del sonno, le coliche e il pianto eccessivo possono essere travolgenti per i nuovi genitori. Ecco una guida completa su come affrontare ciascuna di queste sfide:

Privazione del sonno:

Stabilisci una routine: crea una routine della buonanotte coerente per il tuo bambino, comprese attività come il bagnetto, la pappa e le favole della buonanotte. Puoi aiutare il tuo bambino a imparare quando è il momento di andare a dormire essendo coerente.

A turno: condividi le responsabilità notturne con il tuo partner. A turno, calma il bambino, cambia i pannolini e gli dà da mangiare per garantire che entrambi i genitori riposino adeguatamente.

Massimizza il sonno diurno: incoraggia i sonnellini durante il giorno per compensare il sonno perduto durante la notte. Crea un ambiente calmo e tranquillo per il sonno diurno e considera l'idea di indossare un bambino o di utilizzare un passeggino per i sonnellini in movimento.

Accetta aiuto: non esitare ad accettare aiuto da familiari e amici. Consenti ai tuoi cari di assisterti nelle faccende domestiche, nella preparazione dei pasti o nella cura dei bambini in modo da poter dare priorità al riposo.

Colica:

Misure di comfort: prova varie misure di comfort per calmare il tuo bambino durante gli episodi di coliche, come dondolarlo delicatamente, fasciarlo o usare un ciuccio. Sperimenta diverse posizioni di presa per trovare quella che funziona meglio per il tuo bambino.

Rumore bianco: il rumore di fondo, come un ventilatore, un aspirapolvere o una macchina per il rumore bianco, può aiutare a mascherare gli stimoli esterni e fornire un effetto calmante per i bambini che soffrono di coliche.

Sollievo dal gas: se il gas contribuisce al disagio del tuo bambino, prova un delicato massaggio alla pancia, movimenti delle gambe in bicicletta o utilizzando gocce di gas da banco come indicato dal tuo pediatra.

Cerca supporto: unisciti a un gruppo di supporto per genitori di bambini con coliche per entrare in contatto con altri che stanno vivendo esperienze simili. Condividere suggerimenti e strategie di coping con altri genitori può fornire un prezioso supporto e rassicurazione.

Pianto eccessivo:

Controlla i bisogni primari: assicurati che i bisogni primari del tuo bambino, come la fame, la sete, il cambio del pannolino e il comfort, siano soddisfatti. A volte il pianto eccessivo può essere un segnale di disagio o di malattia.

Conforta e calma: usa dolci dondolii, oscillazioni o movimenti ritmici per confortare il tuo bambino. Anche il contatto pelle a pelle, un massaggio delicato e un canto o un mormorio sommesso possono aiutare a calmare un bambino che piange.

Fai delle pause: se ti senti sopraffatto dal pianto del tuo bambino, va bene fare una breve pausa. Metti il tuo bambino in uno spazio sicuro, come una culla o una culla, e allontanati per qualche minuto per riprenderti.

Consulta il tuo pediatra: se il pianto del tuo bambino persiste o se sei preoccupato per il suo benessere, non esitare a consultare il tuo pediatra. Possono escludere eventuali problemi medici di base e fornire indicazioni sulla gestione del pianto eccessivo.

Ricorda che le sfide genitoriali sono temporanee e va bene chiedere aiuto quando ne hai bisogno. Sii paziente con te stessa e con il tuo bambino e confida nel fatto che troverai strategie efficaci per gestire queste sfide nel tempo.

Cambiamenti nelle relazioni: come mantenere viva la storia d'amore e comunicare in modo efficace

Mantenere una relazione forte e romantica dopo aver avuto un bambino può essere difficile, ma con lo sforzo e la comunicazione è possibile mantenere viva la scintilla. Ecco una guida su come mantenere viva la storia d'amore e comunicare in modo efficace nella vostra relazione:

Mantenere vivo il romanticismo:

Pianifica tempo di qualità: prenditi del tempo l'uno per l'altro programmando appuntamenti serali regolari o attività di coppia. Anche se si tratta solo di una serata tranquilla a casa dopo che il bambino si è addormentato, dai la priorità al trascorrere del tempo di qualità insieme.

Esprimi apprezzamento: mostra apprezzamento per gli sforzi del tuo partner, sia che si tratti di aiutare nella cura dei bambini, di gestire le faccende domestiche o semplicemente di essere di supporto. Piccoli gesti di gratitudine possono fare molto per rafforzare il vostro legame.

Affetto fisico: non sottovalutare il potere del tocco fisico. Abbraccia, bacia e coccola regolarmente il tuo partner per mantenere l'intimità e la connessione.

Gesti a sorpresa: sorprendi il tuo partner con gesti premurosi, come biglietti d'amore, piccoli regali o atti di servizio. Questi atti inaspettati di gentilezza possono riaccendere il romanticismo nella vostra relazione.

Comunicazione aperta: mantieni le linee di comunicazione aperte e oneste. Condividi i tuoi pensieri, sentimenti e preoccupazioni tra loro e sii ricettivo alla prospettiva del tuo partner.

Ravviva le cose: esplora nuove esperienze insieme per mantenere le cose emozionanti. Prova nuovi hobby, viaggia in posti nuovi o sperimenta diverse attività in camera da letto per mantenere viva la passione.

Comunicare in modo efficace:

Ascolto attivo: mostra al tuo partner che gli stai prestando molta attenzione mentre parla. Fai domande chiarificatrici per assicurarti di aver capito ed evita di interrompere o dare giudizi affrettati.

Usa affermazioni in prima persona: quando esprimi i tuoi pensieri o sentimenti, usa affermazioni in prima persona per evitare di incolpare o accusare il tuo partner. Ad esempio, dì "Sento..." invece di "Tu sempre..."

Convalida i sentimenti: convalida i sentimenti e le esperienze del tuo partner, anche se non sei necessariamente d'accordo con loro. Fai loro sapere che le loro emozioni sono valide e che sei lì per sostenerle.

Compromesso: sii disposto a scendere a compromessi e a trovare soluzioni che funzionino per entrambi. Concentrati sulla ricerca di un terreno comune piuttosto che cercare di "vincere" le discussioni.

Gestire il conflitto: affrontare il conflitto con un atteggiamento calmo e rispettoso. Fai delle pause se le emozioni aumentano e torna alla discussione quando entrambi siete in uno stato d'animo più razionale.

Cerca un aiuto professionale: se i problemi di comunicazione persistono o se hai difficoltà a risolvere i conflitti da solo, valuta la possibilità di cercare una terapia o una consulenza di coppia. Un terapista qualificato può fornire indicazioni e strumenti per migliorare la comunicazione e rafforzare la relazione.

Ricordiamo che è necessario lavoro da parte di entrambi i partner per mantenere forte una relazione. Dando priorità alla comunicazione, esprimendo amore e apprezzamento e dedicando tempo l'uno all'altro, puoi mantenere viva la storia d'amore e costruire solide basi per la tua famiglia.

CONCLUSIONE

In conclusione, affrontare il viaggio della gravidanza come papà per la prima volta può essere sia esaltante che impegnativo. Impegnandoti attivamente nell'educazione, nel supporto e nella comunicazione con il tuo partner, puoi svolgere un ruolo fondamentale nell'esperienza della gravidanza. Ricorda di dare priorità all'empatia, alla pazienza e alla flessibilità mentre intraprendi insieme questo viaggio di trasformazione. In definitiva, abbracciare le responsabilità e le gioie della paternità imminente non solo rafforzerà la vostra relazione, ma getterà anche le basi per una dinamica familiare appagante e di sostegno per gli anni a venire.

Le gioie e le difficoltà della genitorialità

La genitorialità è un ricco arazzo intessuto di gioie e difficoltà. Le gioie sono abbondanti e diverse, dall'amore senza precedenti e dal legame condiviso con tuo figlio ai momenti semplici ma profondi di risate e scoperte. Assistere al primo sorriso di tuo figlio, ascoltare la sua risata contagiosa e celebrare i suoi traguardi riempie il tuo cuore con un indescrivibile senso di appagamento.

Tuttavia, ci sono anche sfide legate all'essere genitori. Le notti insonni, il costante gioco di responsabilità e la preoccupazione che accompagna ogni decisione a volte possono essere travolgenti. Trovare un equilibrio tra lavoro, famiglia e esigenze personali richiede pazienza, resilienza e adattamento.

Nonostante le sfide, la genitorialità offre lezioni inestimabili di pazienza, altruismo e amore incondizionato. Ci insegna a trovare gioia nelle piccole cose, ad apprezzare la bellezza dell'imperfezione e ad amare i momenti fugaci che compongono l'infanzia dei nostri figli.

Alla fine, le gioie della genitorialità superano di gran lunga le difficoltà. Il profondo legame forgiato con tuo figlio, la crescita e lo sviluppo testimoniati in prima persona e il profondo senso di scopo che deriva dal coltivare un'altra vita rendono utile ogni sacrificio. Essere genitori è un viaggio pieno di alti e bassi, ma è un viaggio che ci trasforma in modi che non avremmo mai pensato possibili.

Risorse e consigli per i neo papà

Per i neo papà che intraprendono il viaggio della paternità, sono disponibili numerose risorse e consigli per aiutarli ad affrontare questa transizione emozionante e talvolta travolgente. Ecco una guida:

Libri: ci sono molti libri pensati appositamente per i neo papà. Alcuni titoli popolari includono "The Expectant Father" di Armin A. Brott e Jennifer Ash, "Amico, sarai papà!" di John Pfeiffer e "Fatherhood: The Ultimate Guide" di Armin A. Brott. Questi libri trattano tutto, dalla gravidanza e il parto alla cura dei neonati e ai consigli per i genitori.

Comunità online: la partecipazione a forum e comunità online per papà può fornire supporto e consigli preziosi. Siti web come Daddit (su Reddit), DadLabs e The Dad Website offrono forum, articoli e risorse su misura per i padri.

Corsi per genitori: valuta la possibilità di iscriverti a corsi per genitori, di persona o online. Molti ospedali e centri comunitari offrono corsi appositamente progettati per i futuri padri, che trattano argomenti come il parto, la cura dei neonati e le competenze genitoriali.

Gruppi di supporto: cerca gruppi di supporto locali o incontri per nuovi papà. Entrare in contatto con altri padri che stanno vivendo esperienze simili può fornire un senso di cameratismo e convalida. Questi gruppi offrono spesso opportunità per condividere suggerimenti, porre domande e ricevere supporto.

Risorse online: esplora siti Web e blog affidabili dedicati alla paternità e alla genitorialità. Siti web

come Fatherly, The Dad e The Art of Manlies
offrono articoli, video e risorse su un'ampia gamma
di argomenti genitoriali, dalla gravidanza e parto al
legame padre-figlio e oltre.

App: esistono diverse app progettate per
supportare i nuovi papà durante il percorso
genitoriale. App come DaddyUp, My Baby Today di
BabyCenter e Baby Tracker: Newborn Log offrono
strumenti per tenere traccia dei cambi di pannolini,
delle poppate, dei ritmi del sonno e delle tappe
fondamentali dello sviluppo, oltre a fornire
suggerimenti e consigli utili.

Parla con altri papà: non esitare a contattare altri
padri nella tua vita, che si tratti di tuo padre, di
amici che sono papà o di colleghi. Le loro
esperienze e i loro consigli di prima mano possono
essere incredibilmente preziosi mentre attraversi gli
alti e bassi della paternità.

Cura di sé: ricorda di dare priorità alla cura di sé
mentre ti adatti al tuo nuovo ruolo di papà.
Prenderti cura del tuo benessere fisico e mentale è
fondamentale per essere il miglior genitore
possibile. Trova il tempo per gli hobby, l'esercizio
fisico e il relax e non aver paura di chiedere aiuto
quando ne hai bisogno.

Utilizzando queste risorse e cercando il sostegno
degli altri papà, puoi sentirti più sicuro e preparato
mentre affronti le gioie e le sfide della paternità.

Ricorda, nessuno ha tutte le risposte e va bene
commettere errori: ciò che conta di più è il tuo
amore, la tua dedizione e il tuo impegno per essere
il miglior papà possibile.

Congratulazioni per essere diventato papà!!

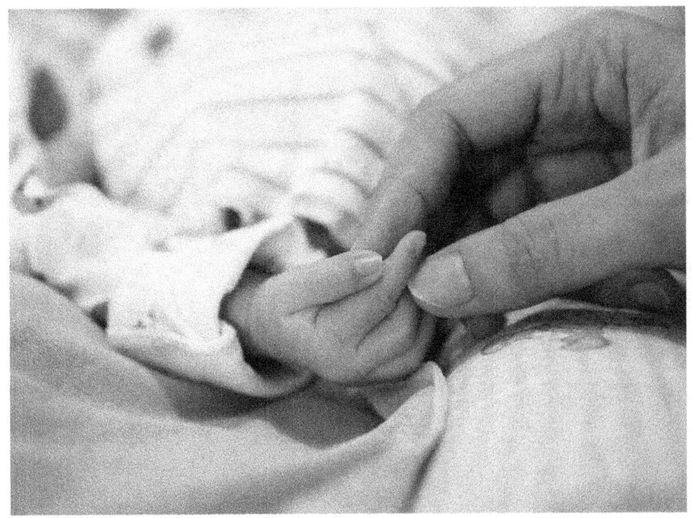

www.ingramcontent.com/pod-product-compliance
Lightning Source LLC
Chambersburg PA
CBHW051832250726
48659CB00005B/1808